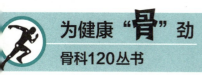

为健康"骨"劲

骨科120丛书

总顾问 刘昌胜 张英泽 戴尅戎
总主编 苏佳灿

足踝部损伤和畸形 120问

主编 ◎ 沈雷 张翔 张浩

上海大学出版社

图书在版编目(CIP)数据

足踝部损伤和畸形 120 问 / 沈雷,张翔,张浩主编.
上海：上海大学出版社,2024.7. --（为健康"骨"
劲 / 苏佳灿总主编）. -- ISBN 978-7-5671-5026-3

Ⅰ. R658.3-44

中国国家版本馆 CIP 数据核字第 2024PM6508 号

策划编辑　陈　露
责任编辑　厉　凡
封面设计　缪炎栩
技术编辑　金　鑫　钱宇坤

为健康"骨"劲

足踝部损伤和畸形 120 问

沈　雷　张　翔　张　浩　主编

上海大学出版社出版发行
（上海市上大路 99 号　邮政编码 200444）
（https://www.shupress.cn　发行热线 021 - 66135112）
出版人　戴骏豪

*

南京展望文化发展有限公司排版
上海颛辉印刷厂有限公司印刷　各地新华书店经销
开本 890mm×1240mm　1/32　印张 2.75　字数 52 千
2024 年 8 月第 1 版　2024 年 8 月第 1 次印刷
ISBN 978-7-5671-5026-3/R·66　定价 58.00 元

版权所有　侵权必究
如发现本书有印装质量问题请与印刷厂质量科联系
联系电话：021-57602918

序 言

"岁寒,然后知松柏之后凋也。"意为一个人的节操与品行,只有在困境中才能显现。而我等从医者,正是立志守护人身之"松柏"——强健的骨骼。

骨为身之干,支撑起生命的屹立不倒。然世间疾病千奇百怪,骨疾尤为凶险。有如暗夜突袭的骨折创伤,似无声蚕食的骨质疏松,或如幽灵般游走的骨肿瘤……无不考验着骨科医者的智慧与经验。

本丛书以"强骨"为宗旨,撷取骨科领域精华,解答患者关切。自创伤骨科到关节外科,从脊柱到四肢,举凡骨科疑难疑点,图文并茂,一一道来。寓医理于浅言,蕴经验于问答。言简意赅却包罗万象,通俗晓畅而雅俗共赏。

本丛书共21个分册,涵盖骨科所有常见疾病,是目前国内最系统、最全面的骨科疾病科普系列丛书。从骨折、骨不连等常见创伤,到骨性关节炎、骨质疏松等慢性病,从关节镜微创技术到修复重建难题,从骨科护理常识到康复指导,可谓全方位、多角度、立体化地解答骨科常见疾病诊疗问题。120问的内容设计,聚焦读者最迫切的疑惑，直击骨科就诊最本质的需求，力求读者短时间内获取最实用的知识。这是一系列服务骨科医患共同的工具书，更是一座沟通医患的桥梁。

"岁月不居，时节如流。"随着人口老龄化加剧，骨科疾病频发。提高全民骨健康意识，普及骨科养生保健知识，已刻不容缓。我们坚信，树立正确观念，传播科学知识，能唤起公众对骨骼健康的关注，进而主动规避骨病风险。这正是本丛书的价值所在，亦是编写初衷。

让我们携手共筑健康之骨，守望生命之本，用"仁心仁术"抒写"岁寒不凋"的医者丰碑，用执着坚守诠释"松柏常青"的"仁爱仁医"。

"博观而约取，厚积而薄发"，愿本丛书成为广大读者的良师益友，为患者带去希望，为医者增添助力。让我们共同守护人体这座最宏伟的"建筑"，让健康的骨骼撑起每一个生命的风帆，乘风破浪，奋勇前行！

总主编 苏佳灿

2024 年 7 月

前 言

俗话说"千里之行,始于足下",足踝部作为人体常易受伤的关节之一,同时也是先天性畸形和后天获得性畸形的高发部位。如果处理不当,很可能导致患者终身残疾。轻则出现足内外翻或行走不稳,重则导致关节畸形和创伤性骨关节炎的发生。患者常因疼痛而无法行走,对爱好运动的人群更是造成难以忍受的痛苦和不便。

如今,随着人们生活水平的持续提升以及全民健身热潮的兴起,足踝部的病损问题逐渐受到医务人员和广大民众的重视。基于我们几十年丰富的临床经验,我们将门、急诊中最常遇到的、患者提问最多的足踝部疾病,通过一问一答的形式,编写了这本《足踝部损伤和畸形 120 问》的科普读物。在这本书中,我们用平实的语言,结合丰富的经验,向读者详细阐述足踝部和生活质量息息相关的健康知识,期望每一位读者都能从中受益。

编 者

2024 年 6 月

目录

第一篇　踝关节韧带损伤

1. 踝关节急性扭伤后能继续行走吗? / 1
2. 踝关节扭伤后需要冰敷吗? / 1
3. 什么是脚踝急性扭伤后的"警察原则"? / 2
4. 踝关节扭伤后能热敷吗? / 3
5. 踝关节扭伤后需要使用弹力绷带吗? / 3
6. 踝关节扭伤后需要抬高小腿吗? / 4
7. 踝关节扭伤后什么时候恢复活动? / 4
8. 踝关节扭伤后需不需要上医院? / 5
9. 脚踝扭伤后做 X 线和 CT 检查是不是有必要? / 5
10. 脚踝没有骨折就不需要石膏固定? / 6
11. 想早点恢复行走,不愿打石膏,有没有更好的方法? / 7

第二篇　足踝部骨折

12. 什么是脚踝的"撕脱"骨折,它严重吗? / 8
13. 脚趾骨折怎么治疗? / 9
14. 第五跖骨基底部撕脱骨折严重吗? / 10
15. 第五跖骨基底部撕脱骨折怎么治疗比较好? / 10
16. 脚踝骨折了,为什么要等上一段时间才能手术? / 11
17. 脚踝骨折了,为什么皮肤上会出现大大小小的水疱? / 12
18. 踝关节骨折了,为什么先要使用外固定支架,再做内固定手术? / 13

19. 脚踝骨折后放了钢板螺钉需要取吗? / 14
20. 为什么取内固定钢板螺钉时会取不出来? / 15
21. 为什么脚踝骨折手术多年以后又开始肿痛? / 16
22. 跟骨骨折怎么处理? / 16

第三篇　足跟和足底痛

23. 为什么足底会长"老茧",可以预防吗? / 18
24. 脚后跟疼痛,有一个包鼓起,是怎么一回事? / 19
25. 只有年轻人或运动员才会得跟腱止点炎吗? / 20
26. 患跟腱止点炎后吃点"头孢"消消炎就会好吗? / 20
27. 患跟腱止点炎后除了休息和口服消炎药,我们还能做些什么? / 21
28. 跟腱止点炎可以打"封闭针"吗? / 22
29. 听说冲击波治疗跟腱止点炎效果不错,是吗? / 22
30. 跟腱止点炎的冲击波治疗和筋膜枪治疗是一回事吗? / 23
31. 听说有一种叫"PRP"的东西治疗跟腱止点炎效果很好,是吗? / 23
32. 就一个脚后跟痛,手术有必要吗? / 24
33. 跟腱止点炎手术复杂吗,可以微创手术吗? / 24
34. 如何早期判断得了跟腱止点炎,可以预防吗? / 25
35. 足底筋膜炎(跖筋膜炎)是什么原因引起的,怎么治? / 25
36. 在家里有缓解或治疗足底筋膜炎的方法吗? / 26
37. 足底筋膜炎可以进行冲击波治疗和注射"PRP"吗? / 27

第四篇　距骨骨软骨损伤

38. 脚踝时有酸痛,拍片发现距骨上有个洞是怎么回事? / 28
39. 怎么会发生距骨骨软骨损伤? / 29
40. 怎么发现距骨骨软骨损伤? / 29
41. 距骨骨软骨损伤需要手术吗? / 30
42. 距骨骨软骨损伤手术怎么做,有微创手术吗? / 30

43. 距骨骨软骨损伤手术为什么需要把好的骨头截断? / 31
44. 距骨骨软骨损伤术后什么时候能恢复正常? / 31

第五篇　糖尿病足和痛风

45. 什么是糖尿病足? / 32
46. 为什么有的糖尿病足需要截肢? / 32
47. 糖尿病足会危及生命吗? / 33
48. 糖尿病足可以预防吗? / 33
49. 大脚趾突然红肿疼痛,又没外伤,怎么回事? / 33
50. 脚上的痛风急性发作,疼痛难忍,怎么办? / 34
51. 痛风可以根治吗? / 34
52. 平时怎样做才能让痛风不发作或少发作? / 35
53. 痛风石需要手术吗? / 35
54. 痛风需要截肢吗? / 36

第六篇　𨂂外(内)翻

55. 什么叫"大脚骨病"? / 37
56. 为什么第二趾会叠在大𨂂趾上面? / 38
57. 大𨂂趾和第二趾叠在一起了,怎么治疗? / 39
58. 𨂂外翻手术把"筋"松一下,把"大脚骨"磨一下行吗? / 39
59. 做𨂂外翻手术非得要把骨头打断吗? / 40
60. 为什么𨂂外翻手术要把活动的关节做"死掉"? / 41
61. 𨂂外翻手术有微创的吗? / 41
62. 𨂂外翻手术后多久可以下地负重? / 42
63. 𨂂外翻手术后多久能正常穿鞋? / 42
64. 𨂂外翻手术后会有后遗症吗? / 43
65. 𨂂外翻畸形手术后会复发吗? / 43
66. 𨂂外翻会遗传吗? / 44
67. 孩子有𨂂外翻畸形需要手术吗? / 44
68. 有什么办法让孩子的𨂂外翻不发展或发展得慢些? / 44

69. 姆外翻是穿高跟鞋引起的吗? / 45
70. 怎样选择高跟鞋,又可避免姆外翻? / 45
71. 什么是姆内翻畸形? / 46
72. 姆内翻畸形需要手术吗? / 46

第七篇　跟腱断裂

73. 运动时小腿肚突然感到撕裂样疼痛,怎么就无法行走了? / 47
74. 什么是急性跟腱断裂? / 47
75. 自发性跟腱断裂是种什么样的感觉? / 48
76. 急性跟腱断裂可以保守治疗吗? / 49
77. 急性跟腱断裂手术治疗有什么好处? / 49
78. 急性跟腱断裂有微创手术吗? / 50
79. 什么是陈旧性跟腱断裂? / 51
80. 陈旧性跟腱断裂必须手术吗? / 51
81. 急性跟腱断裂手术后为什么还要打石膏? / 52
82. 急性跟腱断裂术后拆石膏后为什么还要穿跟腱靴? / 52
83. 急性跟腱断裂术后 8 周,可以不穿跟腱靴了吗? / 53
84. 急性跟腱断裂术后康复的背伸和牵拉如何练习? / 53
85. 急性跟腱断裂术后怎样进行康复练习? / 54

第八篇　足踝部损伤后的康复

86. 脚踝外伤后如何选择拐杖? / 55
87. 如何借助拐杖进行各种活动? / 56
88. 什么是脚踝部的本体感觉? / 57
89. 为什么脚踝扭伤需要进行本体感觉训练? / 57
90. 脚踝扭伤后如何进行本体感觉训练中的闭眼站立训练? / 58

第九篇　踝关节慢性外侧不稳定

91. 踝关节扭伤半年多了,为什么走路还是不舒服? / 59
92. 什么是踝关节"慢性外侧不稳定"? / 59
93. 踝关节慢性外侧不稳定还可以保守治疗吗? / 60
94. 踝关节慢性外侧不稳定怎么进行康复锻炼? / 60
95. 踝关节慢性外侧不稳定康复锻炼后还是不行,怎么办? / 61
96. 踝关节韧带损伤有轻重程度之分吗? / 61
97. 踝关节韧带撕裂后有几种手术方法? / 62
98. 踝关节韧带损伤的手术治疗可以微创吗? / 62
99. 修补踝关节韧带为什么还需要锚钉? / 63
100. 踝关节韧带手术为什么需要人工韧带或肌腱? / 63
101. 踝关节韧带手术后需要康复锻炼吗? / 64

第十篇　足踝部软组织肿瘤

102. 脚底心摸到条索状的硬块,有点痛,要紧吗? / 65
103. 跖筋膜纤维瘤病需要手术吗? / 65
104. 脚背上摸到一个肿块,忽大忽小,忽软忽硬,要紧吗? / 66
105. 足背腱鞘囊肿必须手术吗? / 66

第十一篇　青少年平足症

106. 如何判断孩子是不是扁平足? / 67
107. 孩子脚印宽,脚后跟外撇,是怎么回事? / 67
108. 孩子足弓不好要不要处理? / 68
109. 青少年扁平足什么情况下需要手术干预? / 69
110. 扁平足手术有微创的吗? / 69

第十二篇　马蹄内翻高弓足

111. 为什么孩子不能"脚踏实地"? / 71

112. 先天性马蹄内翻足怎样保守治疗? / 72
113. 先天性马蹄内翻足保守治疗成功后会复发吗? / 72
114. 先天性马蹄内翻足需要手术治疗吗? / 73

第十三篇 足踝部的封闭治疗

115. 脚后跟痛,需要打封闭针,什么是"封闭针"? / 74
116. 足踝部的封闭疗法有什么好处? / 74
117. 足踝部疼痛打封闭针效果好吗? / 75
118. 足踝部的封闭治疗有没有风险? / 75
119. 足踝部的封闭治疗有没有副作用? / 76
120. 足踝部的封闭治疗可以反复进行吗? / 76

第一篇
踝关节韧带损伤

 踝关节急性扭伤后能继续行走吗?

踝关节急性扭伤后应该立即制动,千万不要强行行走、跑跳,避免再一次受伤。这是因为踝关节扭伤以后,由于局部的软组织,或者韧带受到了牵拉而引起充血水肿、周围组织的韧性下降。并且走路的时候由于重力作用,静脉回流减慢,会导致踝关节肿胀加重,严重的扭伤会出现关节囊和韧带的断裂,如果过早下地活动,可能会引起二次损伤,导致踝关节的不稳。

 踝关节扭伤后需要冰敷吗?

踝关节扭伤后,需要立即进行冰敷。首先,用毛巾或软布将冰块包裹好，然后将其敷在扭伤肿胀的部位。每次冰敷的时间应控制在 20 分钟左右，之后可以稍作休息。建议每 2～3 小时进行一次冰敷，并且在 24 小时内至少冰敷 3 次。

在冰敷过程中，有几点需要特别注意。首先，确保用于冰敷的是冰块或其他低温物品。如果身边没有冰袋，也可以用凉水持续冲洗受伤部位以应急。但请注意，冰块或低温物体不能直接接触皮肤，以防冻伤。最好是将冰块用毛巾包裹，或者用衣服隔开后再进行冰敷。一定要避免将冰块直接放在受伤部位上，确保安全。

3 什么是脚踝急性扭伤后的"警察原则"？

脚踝急性扭伤后的"警察原则"（POLICE 原则）是由五个常规处理方法的英文单词首字母缩写而成，这五个方法分别是：保护（Protect）、适当负重（Optimal Loading）、冰敷（Ice）、加压包扎（Compression）、抬高患肢（Elevation）。这也是目前足踝急性扭伤后应急处理的主流方法和金标准。

踝关节扭伤后能热敷吗?

踝关节急性扭伤后 72 小时(3 天)内千万不能热敷,也不能直接使用红花油或发热的膏药,否则可能导致次日肿胀加重。一般来说,患者在脚踝扭伤后的 3~5 天内应避免热敷,因为扭伤后局部血管可能会出现持续扩张的状态,这个时间通常会持续 3~5 天。如果在此期间进行热敷,可能会导致局部血管扩张加剧,从而加重肿胀。因此,患者应在扭伤后的 3~5 天,待血管恢复正常后再进行热敷,这样可以促进血液循环,有助于局部消肿止痛。如果患者扭伤后疼痛难忍,可以采取制动、冷敷及口服非甾体抗炎药来缓解疼痛。

 踝关节扭伤后需要使用弹力绷带吗?

踝关节急性扭伤后,患者可以使用弹力绷带对受伤的踝关节进行加压包扎。这样做既能限制脚踝的活动,防止损伤进一步加重,又能促使局部血管收缩,减少出血,从而避免肿胀加剧。但在包扎过程中,一定要注意弹力绷带不要绑得过紧,以免阻碍足部血液循环,导致血供障碍。如果肿胀逐渐加重,建议及时松开绷带。通常,每天应将弹力绷带取下至少两次,再重新包扎。

 踝关节扭伤后需要抬高小腿吗?

踝关节急性扭伤后,需要将受伤的脚抬高,最好高过心脏的位置,这样可以有效减少内部出血,从而更有利于消肿。脚踝扭伤后,由于受伤部位的组织内部大量毛细血管破裂,血液迅速渗出,形成局部淤血肿胀。在进行冷敷、制动等应急处理后,将受伤的脚抬高,让受伤部位高于心脏,通过重力的作用,可以加速下肢静脉血液的回流。这样的处理方法既有利于肿胀的消退,又能减轻患者的局部疼痛。

 踝关节扭伤后什么时候恢复活动?

踝关节急性扭伤后,一般在受伤后的第 2～3 周就可以开始逐渐恢复活动,包括缓慢的行走和适当的康复训练。在恢复活动时,务必在有保护的情况下进行,例如拄拐杖慢慢行走,或者扶着桌子、墙面等有支撑的地方。切记不要单脚跳,这很容易引起二次损伤。在第2周刚开始恢复行走和做一些不需要扭转踝关节的康复小练习时,一定要循序渐进,避免过度劳累,并注意适当休息。

8 踝关节扭伤后需不需要上医院?

如果在崴脚时听到"啪"的一声响,或者在崴脚后经过制动、冷敷,并抬高患肢后,肿胀和疼痛仍然无法缓解,务必及时就医。如果条件允许,建议前往正规医院,由专业的、有经验的足踝外科医师进行会诊。医师会进行详细的病史询问,并通过仔细地查体来确定可能的损伤部位、严重程度以及是否合并骨折。根据医师的判断,可能需要进行X线或CT等影像学检查。

9 脚踝扭伤后做X线和CT检查是不是有必要?

脚踝急性扭伤后的X线检查主要是为了确定脚踝是否发生

了骨折。而现代的CT技术可以进行三维图像重建,从三个不同的角度进行观察,这使得医生能够发现更为隐匿的、细小的撕脱性骨折。这种详细的检查对医生最终治疗方案的选择具有非常重要的指导意义,同时也降低了漏诊的风险。因此,如果自我感觉这次扭伤较为严重,与以往不同,并且肿胀疼痛消退缓慢甚至逐渐加重,那么及时就诊并进行X线或CT检查是非常必要的。

10 脚踝没有骨折就不需要石膏固定?

踝关节急性扭伤后,即使经检查没有发现骨折,但脚踝外侧仍然肿胀、疼痛,甚至伴有淤血,严重到无法下地走路。这种情况最主要的原因可能是韧带的损伤。然而,韧带受伤往往容易被患者忽视,如果不进行适当治疗,可能会带来严重的后果。此时,石膏固定是一种非常必要的治疗措施。它可以使损伤的韧带在制动和无张力的环境中快速恢复,同时对疼痛的缓解和肿胀的消退具有非常好的促进作用。因此,当遇到这种情况时,建议接受石膏固定治疗。

想早点恢复行走，不愿打石膏，有没有更好的方法？

石膏固定是治疗脚踝骨折或韧带损伤的一种有效手段，但打石膏对患者来说确实会感到不适，且对日常生活有很大影响。因此，绝大多数人不愿意选择石膏固定。然而，他们又希望确保治疗效果，并尽快恢复行走能力。那么，是否存在一种既能保证治疗效果，又能让患者尽早恢复行走的方法呢？答案是有的，这就是支具（行走靴）。支具在急性期可以代替厚重的传统石膏。支具（行走靴）整体较轻，外壳坚硬内胆柔软，并且具有特殊的足底弧形力学设计。这样既能有效地避免患肢受到外力的伤害，同时又能满足一定程度的负重行走需求，有助于实现早期快速康复的理念。

第二篇
足踝部骨折

什么是脚踝的"撕脱"骨折,它严重吗?

　　这种骨折常见于脚踝的内外侧和足背,通常是由于外伤时足踝周围的肌肉、韧带突然剧烈收缩,导致局部骨质的撕裂脱离。骨块的大小不一,症状轻重各异。对于轻症者,可以采用石膏或支具固定进行治疗。然而,如果骨折严重,可能会影响踝关节或足部某些重要关节的稳定性,甚至可能需要手术治疗。而且,如果处理不当,有可能导致创伤后的慢性骨性关节炎的发生,这将严重影响患者的日常生活和工作。

13 脚趾骨折怎么治疗？

脚趾骨折多为直接暴力损伤所致，如重物从高处落下直接打击足趾，或在走路时踢到硬物等。重物打击伤常导致粉碎性骨折或纵形骨折，同时可能合并趾甲损伤，开放性骨折较为常见。踢撞硬物导致的伤害多发生横形或斜形骨折。趾骨骨折约占成人骨折的2%，约占足部骨折的19.2%。由于趾骨位置表浅，伤后诊断并不困难。

对于无移位的趾骨骨折，不需特别治疗，只需用石膏托固定，2～3周后即可带石膏行走，6周后去掉石膏行走。有移位的单个趾骨骨折，可行手法复位，将邻趾与伤趾用胶布一起固定，这是最简单且有效的固定方法，这样正常的脚趾就起到了小夹板的作用。如果配合穿戴前足减压鞋，那么对日常生活和工作的影响就会明显降低。多数趾骨骨折在复位后，用超过足趾远端的石膏托固定2～3周即可进行功能训练。

在趾骨骨折的治疗中，要特别注意纠正旋转畸形及成角畸形，避免足趾因轴线改变而出现功能障碍。虽然脚趾骨折不是必须用石膏固定的，但也不能放任不管。首先，在外伤后72小时内冰敷，抬高患肢，以缓解疼痛和肿胀。当然，固定是治疗任何骨折的最基本的方法之一。

14 第五跖骨基底部撕脱骨折严重吗?

单纯的第五跖骨基底部撕脱骨折通常并不严重,不必过分紧张。因为第五跖骨基底部骨折是足部骨折中最为常见的一种,其占比高达61%至78%。这种骨折通常是由低能量损伤引起的,常见于内翻暴力(如崴脚)作用于跖屈足(即足背向地面的姿势)时。然而,目前对于这种骨折的分类、诊断以及治疗尚未完全达成共识。

15 第五跖骨基底部撕脱骨折怎么治疗比较好?

对于第五跖骨基底部撕脱骨折的治疗,目前医学界仍存在不同的观点。传统上,对于没有移位或轻度移位(小于2厘米)的骨折,通常采用保守治疗。然而,当骨折断端移位超过2厘米,或骨折累及超过1/3的跖骰关节面时,传统上建议手术治疗。

然而,目前的主流意见是,无

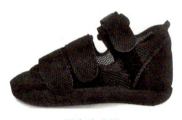

硬底治疗鞋

论第五跖骨基底部撕脱骨折的移位程度如何,都倾向于进行保守治疗,如使用石膏或支具进行固定。有研究表明,穿硬底鞋治疗的患者在骨折愈合和功能恢复的时间上,明显短于使用短腿石膏固定的患者。因此,穿硬底鞋治疗被视为一种值得推荐的治疗方法。

16 脚踝骨折了,为什么要等上一段时间才能手术?

对于通常需要手术的脚踝骨折,这些往往属于比较严重的损伤,通常是由高能量冲击引起的。患者的脚踝部位肿胀通常十分明显。由于脚踝部的解剖特点,即皮下脂肪和肌肉相对较少,如果在肿胀高峰期进行手术,很可能会引发一系列严重的并发症,如伤口感染、皮肤坏死、内固定物外露等,这些并发症的后期处理会非常麻烦。

因此,医生不急于进行手术是有充分理由的。然而,暂不手术并不意味着不进行任何治疗。在等待手术的过程中,医生会采取一系列措施,如冰敷、抬高患肢、静脉点滴脱水剂以消肿等。通常在外伤后的7~10天,当脚踝部的肿胀基本消退,局部皮肤出现皱褶时,便是进行手术的最佳时机。

所以,患者不必过于着急,催促医生进行手术。理解并信任医生的治疗计划是非常重要的。

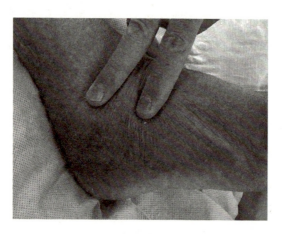

皮肤皱褶

17. 脚踝骨折了,为什么皮肤上会出现大大小小的水疱?

脚踝部骨折后的 1~2 天,皮肤上有时会出现大小不同、颜色各异的水疱,这在医学上被称为"张力性水疱"。这些水疱是由于外伤后软组织肿胀,导致局部的皮肤及皮下组织缺血而产生的。水疱的颜色越深,通常表明损伤越严重,这也意味着消肿的时间可能会更长,术后出现并发症的风险也会相应增大。

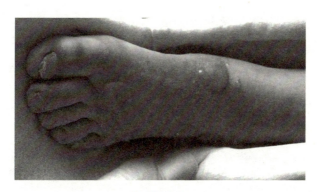

张力性水泡

18 踝关节骨折了，为什么先要使用外固定支架，再做内固定手术？

这是一个特别针对严重的踝关节闭合骨折脱位或开放性骨折患者的特殊治疗方案，称之为分期治疗。这一方案进一步表明，该患者的本次外伤非常严重，预后可能不太乐观，术后发生并发症的风险显著高于普通的脚踝骨折。

外固定支架可以暂时稳定脱位的踝关节和明显移位的骨折断端，这有助于软组织肿胀的消退和开放伤口的清创换药。同时，它还能缓解患者的疼痛，方便患者的生活起居。更重要的是，它可以显著缩短局部软组织的准备时间，为最终的内固定手术创造更有利的条件。

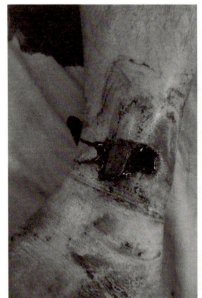 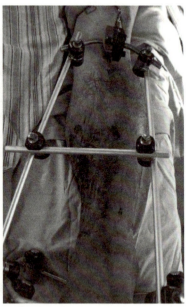

外固定支架

19 脚踝骨折后放了钢板螺钉需要取吗？

脚踝骨折术后，内固定钢板螺钉是否需要取出取决于两个方面的因素。

首先，是内固定的材质。如果是不锈钢的，建议取出，以避免未来患者需要做核磁共振检查时产生风险。如果内固定材料是钛合金的，则可以不取。

其次，取决于患者本人的意愿和情况。如果内固定对患者的日常生活和工作没有造成任何影响，而且患者也没有取出内固定的意愿，那么可以选择不取出。反之，如果内固定对患者的生活或工作产生了影响，或者患者希望取出，则建议取出。

当然，最终的决定权还是在患者本人。医生会根据患者的具体情况和需求，给出专业的建议。

为什么取内固定钢板螺钉时会取不出来？

这种可能性是存在的。目前的内固定材料，特别是钛合金材料，生物相容性非常好，且对核磁共振检查几乎不产生影响，这是其显著的优点。然而，这种内固定材料有时会出现"冷融合"现象，即钢板和螺钉之间紧密结合，难以分离，导致无法取出。

另一种情况是，有些空心螺钉的设计是埋在骨头内部的，从骨皮质外部是看不到的，这也是无法取出的一个原因。如果强行尝试取出这些螺钉，不仅会增加手术的时间，手术创伤也会相应增加，严重时甚至可能导致医源性的再次骨折，这显然是不值得的。

21 为什么脚踝骨折手术多年以后又开始肿痛？

这种现象很可能是患者出现了创伤后的骨性关节炎，这与患者多年前骨折的严重程度密切相关。当时骨折粉碎得越厉害，移位得越明显，发生创伤后骨性关节炎的风险就越大。即便当时医生的手术已经非常成功，有时也无法完全避免。

创伤后骨性关节炎的早期阶段，患者可以通过减少活动量、改变运动方式以及口服非甾体抗炎药来缓解症状。然而，到了晚期，以上这些方法可能无法有效缓解肿痛症状，且这些症状可能对患者的日常生活、学习、工作造成严重影响。在这种情况下，关节融合或关节置换手术通常成为患者的首选治疗方式。

22 跟骨骨折怎么处理？

跟骨是足骨中最大的骨，主要由松质骨构成，呈不规则长方体且略呈弓形。跟骨的后端是足弓的重要支撑点之一。跟骨与距骨形成距跟关节，其载距突与距骨颈接触，支持距骨头并承担体重。跟骨的上关节面与距骨远端构成距骨下关节，而与骰骨则形成跟骰关节。跟骨结节与第一跖骨头和第五跖骨头共同构成足的三点负重结构,并参与形成足弓。

若跟骨骨折或塌陷,会导致足的三点负重关系发生变化,进而引起足弓塌陷,这将导致步态异常以及足的弹性和减震功能降低。高处坠落时足跟着地是导致跟骨骨折的主要原因,通常会导致跟骨压缩或劈裂。

跟骨骨折的类型多样,取决于暴力作用的大小、受力部位及伤前骨质量的不同,因此治疗方法也各不相同。跟骨骨折的治疗原则主要包括恢复距下关节的对位关系、纠正跟骨变宽、维持正常的足弓高度和负重关系。对于不波及距下关节的关节外骨折、移位不明显的跟骨前端骨折、结节骨折以及无移位的载距突骨折,可以采用石膏固定4周后开始功能训练。若载距突骨折块移位较大,应采用内侧入路切开复位内固定。对于跟骨体骨折且骨折块移位较大的情况,也应进行切开复位内固定。对于跟骨结节鸟嘴状骨折,可采用闭合撬拨复位或切开复位,并用松质骨螺钉固定,随后早期活动踝关节。

第三篇
足跟和足底痛

23 为什么足底会长"老茧",可以预防吗?

"老茧"是民间俗语,专业术语称之为"胼胝体",是由于足底局部的皮肤因各种原因,长期受到压迫和摩擦而产生的角质增生,其发生与患者的生活习惯、职业因素、足部畸形有密切关系。主要症状是行走时有异物感、疼痛不适,经休息后明显缓解,周而复始,并逐渐加重。

足底"老茧"是人体的一种保护性反应,所以如果没有明显的症状是没必要进行针对性治疗的,但可以适当改变一下生活或工作习惯,穿一些软底的运动鞋,或选择一些合适的鞋垫。但如果"老茧"很大或出现疼痛症状,而且对日常生活和工作造成比较大的困扰,则可定期自行或在专业人士的帮助下切去部分多余角质,并辅以外用药,必要时可以寻求足踝专科医生的进一步治疗,包括手术治疗。

要预防足底"老茧",使其不生长,首先,应选择适合自己的鞋子,特别是女性应少穿高跟鞋和尖头鞋;其次,如果患者有足部畸形,如中重度的𧿹外翻畸形、平足畸形、高弓马蹄内翻足畸形等,则需要手术矫正;最后,对于特定职业者(舞蹈演员、专业运动员),应对特定部位进行重点保护,如使用定制的足垫,穿量身定做的鞋子。

脚后跟疼痛,有一个包鼓起,是怎么一回事?

如果有人脚跟后侧出现一个硬块,有时红肿疼痛,有时又

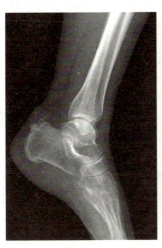
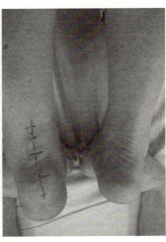

跟腱止点炎

无任何感觉,甚至早上起床时有些疼痛但走动后缓解,这很有可能是跟腱止点炎引起的。跟腱止点炎是一种跟腱的慢性劳损或退变,也被称为"跟腱末梢病"。如果这种情况经常反复发作,并对日常生活、工作、运动造成明显影响,建议及时就医治疗。

25 只有年轻人或运动员才会得跟腱止点炎吗?

跟腱止点炎并非仅限于年轻人或运动员,这是一个常见的误区。虽然运动员或喜欢运动的年轻人是该病的高发人群,但中老年人同样可能受其影响。尽管中老年人的运动强度可能不及年轻人,但随着身体机能的退化,跟腱纤维逐渐失去弹性,普通的日常活动也可能导致他们的跟腱劳损。随着时间的推移,这种劳损累积,最终可能形成跟腱止点炎。

26 患跟腱止点炎后吃点"头孢"消消炎就会好吗?

这是一个常见的误区。"跟腱止点炎"中的"炎"字,并非指由细菌感染引起的炎症。实际上,它是跟腱组织在损伤修复过程中产生的无菌性炎症。治疗这种炎症的药物统称为"非甾体抗炎药",分为口服和外用两大类。

 患跟腱止点炎后除了休息和口服消炎药,我们还能做些什么?

跟腱止点炎的治疗,除了口服或外用适当的非甾体抗炎药以消除无菌性炎症外,患者自身的功能性锻炼也至关重要。首先,进行跟腱的牵拉运动,通过背伸踝关节(脚背向上)的动作,既可以提高跟腱的柔韧性,又能消除跟腱与周围组织的炎性黏连。其次,进行单脚的离心训练,找一个固定物支撑,患脚着地,做一个类似提踵(脚跟抬起)然后慢慢落下的动作。这个动作与普通训练的区别在于提踵用了1～2秒,而脚跟放下则用了6秒左右,即快起慢落,这既拉伸了跟腱,也进行了力量的训练。请注意,动作不是匀速进行,而是快起慢落,当跟腱感到酸胀即可停止。每组进行12～16次,重复2～3组。最后,选择一双宽松且后跟适当抬高的运动鞋,这样行走时既能缓解跟腱的张力,又能起到缓冲的作用。

28 跟腱止点炎可以打"封闭针"吗？

对于跟腱止点炎，通常不建议采用封闭治疗。尽管"封闭针"可能在短期内产生显著效果，但它并不能从根本上解决问题，因此很容易复发。此外，如果反复多次进行局部封闭治疗，可能会导致注射部位的跟腱腱性组织发生变性，进而可能引起跟腱断裂的严重后果。

29 听说冲击波治疗跟腱止点炎效果不错，是吗？

冲击波是治疗跟腱止点炎的一种方法，它可以提高局部组织的疼痛阈值和改善局部组织的微循环，但这种方法仅能作为跟腱止点炎的辅助治疗方式，效果因人而异，没有特效，同时也需要配合其他治疗，并进行积极的康复训练。

跟腱止点炎的冲击波治疗和筋膜枪治疗是一回事吗?

跟腱止点炎的冲击波治疗和筋膜枪治疗两者不是一回事,它们治疗的原理是不同的。筋膜枪可以刺激人体深层的筋膜组织,起到促进血液循环和放松肌肉的作用,操作简单,不需要专业知识。冲击波治疗仪属于医用设备,要有专业医生来进行操作。

 听说有一种叫"PRP"的东西治疗跟腱止点炎效果很好,是吗?

"PRP"又称富血小板血浆,是相对比较新的治疗跟腱止点炎的一种方法,据报道效果的确不错,但价格比较昂贵,疗程又比较长,一般要三个疗程,而且并不是对所有人都有效,所以目前对治疗跟腱止点炎存在一定的争议,如果在其他治疗方法都效果不佳时可以尝试一下。

32 就一个脚后跟痛，手术有必要吗？

跟腱止点炎（脚后跟痛）如果反复发作，各种保守治疗的方法（休息、吃药、敷药、理疗等）都无效，而且这种疼痛对日常生活、工作、运动造成明显影响的话，同时 X 线等影像学检查提示跟腱止点有异常骨性突起或钙化及增生时，可以建议患者选择手术治疗。

33 跟腱止点炎手术复杂吗，可以微创手术吗？

跟腱止点炎的手术并不复杂，对足踝外科医生来说是一个比较常规的手术。简单来讲，就是将发生无菌性炎症的跟腱从它在跟腱的止点上部分剥离，显露增生的骨赘、钙化灶及异常的突起，并将它们完全切除，然后再将跟腱用锚钉技术重新固定在跟骨上。之后，再通过石膏或支具将踝关节固定于跖屈位（足背向下）3～4 周，最后进行康复训练以恢复功能。但患者恢复正常功能的时间比较长，至少需要 3 个月，因此患者要有一定的思想准备。

目前全国有许多家医院开展了关节镜下治疗跟腱止点炎的

微创手术。这种手术具有切口小、对跟腱的损伤小、患者恢复期短等优势。

34 如何早期判断得了跟腱止点炎，可以预防吗？

早上起床后感到跟腱疼痛和踝关节僵硬，随着活动的增加，疼痛变得更加严重。有时脚后跟会出现持续的红肿、胀痛，还可能发现自己的跟腱在慢慢变厚，并在脚跟后部的肌腱附着点处有硬硬的骨性突起。有时这个突起没有感觉，但有时会感到明显的压痛，甚至影响穿鞋。

跟腱止点炎是可以预防的。首先，要保持健康的体重；其次，每日进行拉伸练习；再次，要穿合适的鞋子；最后，建议运动前务必做好热身练习，并根据自己的身体状况量力而行。

35 足底筋膜炎（跖筋膜炎）是什么原因引起的，怎么治？

足底筋膜炎是一种无菌性炎症，主要病因是由于患者长时间站立、肥胖、过度运动等，导致足底筋膜的慢性劳损。大多数患者的疼痛局限在足底后内侧，晨起或久坐后刚下地时足底疼痛最为明显。X线检查发现大约50%的患者有跟骨骨刺，但临床上跟骨骨刺与患者的症状并没有内在的必然联系。足底筋膜炎以保守治疗为主，患者可以通过休息、减肥、足趾及跟腱的拉伸练习、带支具、穿适足的鞋、理疗及药物治疗，多数患者的症状可以减轻或消失。每周一次的局部痛点封闭，共2～3次，效果良好。如果经正规的保守治疗半年以上无效的，可以建议患者通过手术的方法松解部分跖筋膜并同时切除增生的炎性组织及跟骨骨刺。术后需要一定的康复时间，而且有10%的患者术后症状可能改善不明显，所以要慎重选择适应证。

36 在家里有缓解或治疗足底筋膜炎的方法吗？

让脚休息一下是缓解足底筋膜炎的最好方法之一，接着可以做些简单的足踝拉伸练习。如果足底疼痛严重的话可以在脚跟处敷上冰块，同时口服或局部外敷非甾体抗炎药。夜间疼痛影响睡眠的话可以使用夜间固定支具（夜间靴）。拉伸锻炼一般在早上醒来还未下床前，或久坐后站立前，或走多了坐下后进行，足底筋膜炎的拉伸练习效果比较好。人坐在椅子上或床上，把不舒服的脚抬起放在另一条腿上，将脚固定在膝盖上，用手抓住脚趾，背伸牵拉，牵拉至跖筋膜有紧张感，保持这个动作 15～30 秒，每次可以做 3 组，一天最少 3 次。

37 足底筋膜炎可以进行冲击波治疗和注射"PRP"吗？

冲击波是治疗足底筋膜炎的一种方法，它可以提高局部组织的疼痛阈值和改善局部组织的微循环。但这种方法仅能作为足底筋膜炎的辅助治疗方式，效果因人而异，并没有特效，同时也需要配合其他治疗以及积极的康复训练。

"PRP"又称富血小板血浆，是相对比较新的治疗足底筋膜炎的一种方法。据报道，其效果的确不错，但价格比较昂贵，疗程又比较长，一般需要进行三个疗程。而且，它并不是对所有人都有效，所以目前存在一定的争议。如果在其他治疗方法都效果不佳时，可以尝试一下"PRP"治疗。

第四篇
距骨骨软骨损伤

 脚踝时有酸痛，拍片发现距骨上有个洞是怎么回事？

专业上这类疾病称为距骨骨软骨损伤，随着逐渐加重，最终会发生距骨局部的囊性变，即出现距骨的"空洞"。囊性变实际上是距骨软骨下骨的坏死吸收，最后形成的空腔。

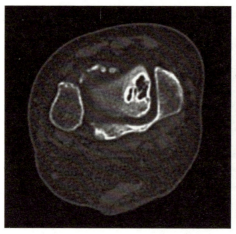 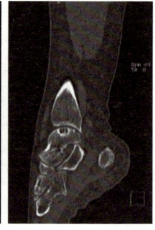

距骨囊性变

39 怎么会发生距骨骨软骨损伤？

距骨软骨是距骨的保护层，可以通俗地比喻为"墙皮"。在脚踝严重扭伤时，"墙皮"可能受到外力的冲击或挤压，导致剥脱，即软骨损伤。早期症状通常表现为长时间运动后踝关节周围的酸胀疼痛，休息后症状可缓解。然而，随着损伤的加重，即使是短距离、短时间的活动也可能引发踝关节的疼痛不适，甚至在不负重的情况下，患者也会感到关节深部的酸痛，且疼痛往往没有明确的定位。

40 怎么发现距骨骨软骨损伤？

距骨骨软骨损伤的诊断主要是依据患者的病史（脚踝反复扭伤史）和临床表现（踝关节深部的酸痛），结合 CT 和 MRI（核磁共振）的影像结果而最终确认的。这些患者往往都存在踝关节外侧韧带损伤所导致的慢性外侧不稳定。

41 距骨骨软骨损伤需要手术吗?

距骨骨软骨损伤很难自行愈合,所以对于明确诊断的距骨囊性变,原则上需要通过手术的方法逆转疾病的进一步发展。当然,在临床上有少部分患者是由于其他原因做影像检查时无意中发现距骨的囊性变,其本身没有任何不适症状。对于这类患者,可以进行随访,并告知患者避免剧烈的体育活动,并指导患者进行必要的踝关节的功能锻炼。

42 距骨骨软骨损伤手术怎么做,有微创手术吗?

距骨骨软骨损伤的手术治疗方法,目前主要包括踝关节镜下微创进行距骨骨软骨的微骨折治疗,及传统的开放截骨下进行植骨治疗,手术方案的选择主要取决于病灶的大小和位置。如果同时伴有踝关节慢性外侧不稳定,则需要进行外侧韧带的修补或重建。

43 距骨骨软骨损伤手术为什么需要把好的骨头截断?

这是由距骨本身解剖位置的特殊性所决定的。因为距骨的囊性变绝大部分发生在距骨的体部,而距骨体的大部分又位于踝穴中。所以,如果病变的部位偏后且较大,那么通过关节镜的微创手术就无法解决问题。在这种情况下,就需要进行内踝或外踝的截骨手术,以便显露病变的部位,从而进行下一步的治疗操作。

44 距骨骨软骨损伤术后什么时候能恢复正常?

距骨骨软骨损伤手术后软骨的修复过程极为缓慢,通常需要6~10个月的时间。而且修复的软骨为纤维软骨,其强度弱于原本的透明软骨,当再次出现踝关节损伤时容易再次剥脱,所以需要良好的术后康复锻炼,以提高踝关节的功能,防止再受伤。

第五篇
糖尿病足和痛风

45 什么是糖尿病足?

糖尿病患者长期血糖控制不佳,导致下肢末梢血管神经病变,使足趾感觉和微循环功能减退,导致足部经久不愈的溃疡、坏死等严重并发症,称为糖尿病足。

46 为什么有的糖尿病足需要截肢?

糖尿病患者因长期血糖控制不佳,足部会发生经久不愈的溃疡和坏死。由于足部慢性溃疡容易继发细菌感染,导致伤口糜烂发臭,如果日常换药甚至反复清创都无法愈合,那么最终可能只能采取截肢的措施。

47 糖尿病足会危及生命吗？

糖尿病患者长期血糖控制不佳,可发生足部经久不愈的溃疡、坏死,最终继发细菌感染。如果感染不能得到有效控制,引起败血症等严重的全身性感染,可最终导致死亡。

48 糖尿病足可以预防吗？

糖尿病足当然可以预防,首先要严格控制血糖,忌烟酒。每天温水洗脚,避免烫伤,鞋袜要宽松合适。一旦发现足部病变,如溃疡、皮肤发暗发黑,应及时就医,切不可等闲视之,贻误了治疗的最佳时机。

49 大脚趾突然红肿疼痛,又没外伤,怎么回事？

这有很大可能是得了痛风。痛风是由于身体中嘌呤代谢或尿酸排泄出现障碍，导致血液中尿酸水平升高，尿酸盐沉积于组织和器官，诱发炎性反应所致。85%～90%的患者表现为第一跖趾关节（大脚趾）的受累，大踇趾在没有任何诱因的前提下突然红肿、疼痛、无法行走。

50 脚上的痛风急性发作，疼痛难忍，怎么办？

痛风急性发作时通常没有明显诱因，最常累及大踇趾内侧，导致红肿、局部皮肤温度升高，剧痛使得患者无法穿鞋负重行走，甚至无法触摸。症状轻微者可能数小时后缓解，严重者可能持续数天或数周，有时会自行缓解。对于症状严重者，可使用非甾体抗炎药缓解疼痛，并及时就医，查验血尿酸水平，同时排除急性甲沟炎、脓性指头炎等急性细菌感染性疾病的可能性。

51 痛风可以根治吗？

痛风就像糖尿病、高血压一样，是一种慢性病。一旦确诊，虽然可以控制，但难以根治。因此，患者应与医生密切合作，长期坚持治疗,尤其是饮食控制至关重要。只有这样,才能维持一个相对健康的状态。

52 平时怎样做才能让痛风不发作或少发作?

首先要改变生活方式、控制饮食、戒酒、减少高嘌呤食物的摄入、大量饮水等。如果这些措施不能很好地控制血尿酸水平,就应该寻求医生的帮助,通过药物进行降尿酸的治疗。

53 痛风石需要手术吗?

如果患者发现自己的脚踝部各个关节周围出现了不同形状、大小不一的硬块时,说明患者的痛风已发展到比较严重的地步,已形成痛风石,疼痛并影响脚趾的关节功能。此时,如果无法通过药物治疗得到有效缓解,则可以考虑通过手术刮除病灶以缓解症状和改善功能。

54 痛风需要截肢吗？

绝大多数痛风患者，只要合理饮食，接受正规的、必要的药物治疗，一般是不会发展到截肢这一步的。但严重的痛风会导致关节破坏，引起功能障碍，同时表皮溃破合并严重感染，截肢有时可能是唯一的选择。

第六篇
踇外（内）翻

55 什么叫"大脚骨病"？

"大脚骨病"是民间俗语，医学上的专业术语为"踇外翻畸形"，是由于大踇趾受到各种不平衡的外力、特殊职业或遗传因素的影响而引起的大踇趾向外侧偏斜超过正常的生理角度，同时大踇趾内侧由于长期受到摩擦、挤压，导致大脚趾内侧骨赘增生，出现疼痛、滑囊红肿等炎性反应。

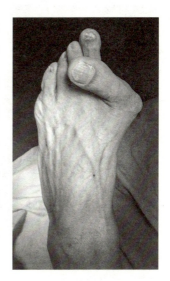

踇外翻畸形

56 为什么第二趾会叠在大姆趾上面?

第二趾叠在大姆趾上面,又称"叠趾"畸形,这一般是由姆外翻畸形造成的,老大(大姆趾)由于外翻抢了老二(第二趾)的空间,造成第二趾无路可退,只能叠在大姆趾的上面,这势必会影响患者穿鞋,长此以往就会导致第二趾的足背面和足底出现疼痛性的胼胝体(老茧),大姆趾和第二趾之间可能产生压迫性的皮肤溃疡,导致患者疼痛难忍,无法穿鞋和行走,生活质量严重下降。

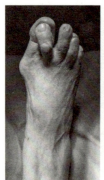
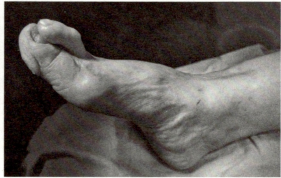

叠趾畸形

57 大踇趾和第二趾叠在一起了，怎么治疗？

如果出现大踇趾和第二趾叠在一起，第二趾的足背面和足底出现疼痛性的胼胝体（老茧），大踇趾和第二趾之间产生压迫性的皮肤溃疡，导致无法穿鞋，行走时疼痛难忍，这往往说明踇外翻已经非常严重了。在这种情况下，单纯依靠改良鞋子或用矫形支具一般是没有明显效果的，这也就意味着需要考虑手术介入。当然，这需要患者本人的同意，并且要考虑患者的全身状况。

58 踇外翻手术把"筋"松一下，把"大脚骨"磨一下行吗？

当然不行，因为踇外翻是由于大踇趾受到各种不平衡的外力、特殊职业或遗传因素的影响而引起的，踇外翻手术远不是简单地切除或磨平"大脚骨"，相反，盲目磨平隆起的骨赘，治标不治本，甚至会在后期加速畸形的再次进展。

59 做姆外翻手术非得要把骨头打断吗？

对于需要手术的姆外翻畸形，至少已处于姆外翻的中度或重度的程度，单纯地磨磨骨、松松筋是完全不够的，治标不治本，复发是必然的。正确的手术方式应当是通过各种部位的截骨（把骨头打断），软组织的松解和再平衡，来恢复大姆趾正确的对线，大姆趾和第二趾之间的重叠畸形也需要相应的软组织松解或截骨加以纠正。

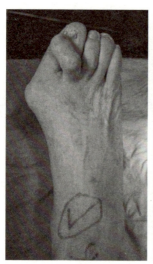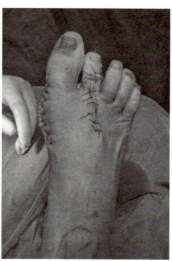

姆外翻术前后

60 为什么踇外翻手术要把活动的关节做"死掉"？

这是治疗严重踇外翻的一种手术方法，专业术语为"第一跖趾关节融合术"，主要针对年龄比较大的重度踇外翻同时伴有各种骨性关节炎表现的患者。虽然大踇趾的活动度受到一定影响，但对于疼痛的缓解和穿鞋的改善效果是十分明显的，而且不容易复发。

61 踇外翻手术有微创的吗？

目前全国已有多家医院开展微创踇外翻手术。现在的微创技术已经比较成熟，切开小、创伤小、下地负重早，但对医生的技术要求高，还需要特殊的手术器械，建议患者选择正规的医疗机构进行手术。

62 踇外翻手术后多久可以下地负重？

踇外翻手术后快则两三天,慢则一周左右便能下地负重行走,但这是有前提的,患者必须穿上特殊的前足减压鞋,这种鞋的主要负重部位在后跟,手术部位几乎不受力,这样既方便患者的行走,又能保证手术的效果。

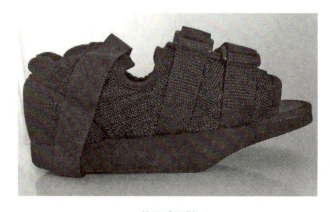

前足减压鞋

63 踇外翻手术后多久能正常穿鞋？

踇外翻术后一般快则两三天,慢则一周左右就能穿上前足减压鞋负重行走了,其间可以有拐杖保护,也可以脱拐行走。这种状态持续约6周,门诊经复查拍片确认截骨部位骨质已临床愈合后,即可换穿正常的鞋子,鞋子要选择宽松的平底鞋。

64 踇外翻手术后会有后遗症吗?

踇外翻手术后,有部分患者会觉得踇趾活动时有僵硬感,或第二趾的足底部在行走时有疼痛不适,严重的甚至出现踇外翻的复发,这与患者术前踇外翻的严重程度、手术的方法及医生的技术有一定联系。随着微创技术的不断发展,这些所谓的后遗症会越来越少。

65 踇外翻畸形手术后会复发吗?

踇外翻畸形矫正手术后有一定的复发率,这与患者术前踇外翻的严重程度、手术的方法及医生的技术有一定联系,但如果患者术后没有改变术前的穿鞋习惯,仍经常穿高跟鞋,尤其是窄头的高跟鞋,则会大大增加复发的风险。

66 姆外翻会遗传吗？

姆外翻有一定的遗传倾向，最多见的是母亲遗传给女儿。有数据显示，在有姆外翻畸形的青少年中，超过70%的患者有家族史，外婆、母亲、女孩连续三代遗传史较为常见。

67 孩子有姆外翻畸形需要手术吗？

青少年严重的姆外翻畸形，常伴有足部的其他畸形，如平足。如果同时伴有足底或姆趾的疼痛，经矫形鞋垫或矫形鞋治疗都无法缓解，且对日常生活和学习造成明显影响的话，可能需要早期手术治疗干预。

68 有什么办法让孩子的姆外翻不发展或发展得慢些？

家长要尽量注意不让孩子穿尖头鞋和高跟鞋，同时在孩子骨骼没有完全发育成熟前,可以给孩子佩戴夜用型的矫形支具,这在一定程度上可以阻止或延缓蹈外翻畸形的继续进展。

69 蹈外翻是穿高跟鞋引起的吗?

这是一个误区,不够全面。穿高跟鞋并不一定造成蹈外翻,但确实是引起蹈外翻畸形的一大外界因素。引起蹈外翻的直接因素是来自地面的冲击让前足关节韧带的肌肉松弛,长期穿高跟鞋,尤其是窄头高跟鞋,更加剧了蹈外翻的风险。

70 怎样选择高跟鞋,又可避免蹈外翻?

穿高跟鞋并不一定会造成蹈外翻,但长期穿高跟鞋会加剧患蹈外翻的风险,尤其是穿窄头的高跟鞋,所以在穿高跟鞋时,应尽量选择宽头鞋,让脚趾有舒展的空间。一般来说,跟高在 4～5 cm 左右的高跟鞋适合日常穿,7～8 cm 的高跟鞋可在工作场合穿,但不宜久穿,而超过 10 cm 的高跟鞋建议少穿或不穿。

71 什么是𧿹内翻畸形？

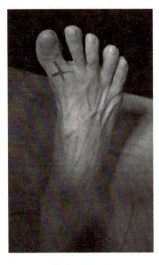

𧿹内翻畸形

与𧿹外翻畸形正好相反，𧿹内翻畸形是大𧿹趾向内侧倾斜，导致大𧿹趾与第二趾分开。目前业界认为，造成𧿹内翻畸形的有先天性的和医源性的两种原因，前者多数学者认为畸形是由于在母亲子宫内脚趾发育不良导致；后者则被认为绝大多数是由于在𧿹外翻手术时矫枉过正引起的。

72 𧿹内翻畸形需要手术吗？

和𧿹外翻畸形一样，如果内翻角度不大，不影响正常穿鞋和行走，完全可以采取保守治疗。反之则需要手术，手术方法也是截骨矫形或关节融合，只是矫正方向与𧿹外翻相反。

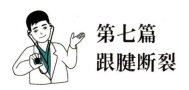

第七篇
跟腱断裂

73 运动时小腿肚突然感到撕裂样疼痛,怎么就无法行走了?

这种情况的发生可能有两种原因:一是小腿后侧筋膜或肌肉的拉伤,甚至是撕裂;二是跟腱的急性断裂。对于前者,可以通过休息、冷敷、使用支具进行制动保护、理疗以及口服非甾体抗炎药来进行治疗。而如果是后者,建议立即就医,并咨询专业的足踝外科医生进行诊治。

74 什么是急性跟腱断裂?

小腿后方的腓肠肌和比目鱼肌肌腱向下合并,形成一根粗大且非常坚韧的肌腱,被称为"跟腱",它止于跟骨结节的后方。跟腱的主要功能是跖屈踝关节，同时维持踝关节的平衡，以及支持跑跳、行走等动作。跟腱的内侧有跖肌腱伴行向下。由于跖肌的肌腹很小，因此其收缩力相对较弱。跟腱是人体最粗大、最强壮的肌腱，与人的直立、踮脚、跳跃等功能密切相关。如果在运动时发生自发性断裂且能在3周内及时发现，这种情况被称为"急性跟腱断裂"。反之，如果断裂后几周或几个月才被发现，则被称为"陈旧性跟腱断裂"。

75 自发性跟腱断裂是种什么样的感觉？

这种断裂常常发生在运动时，患者会感觉小腿后侧好像被人踢了一脚，有时会听到"啪"的断裂声，随后会经历剧烈的疼痛，以及脚踝部的肿胀，导致无法踮脚、行走等。在跟腱断裂处进行检查时，可以摸到压痛感以及凹陷、空虚感。部分损伤者伤后功能障碍可能不明显，以至于被当作软组织损伤治疗。超声检查可以探查到跟腱损伤的部位和类型。

76 急性跟腱断裂可以保守治疗吗?

急性跟腱断裂可以选择保守治疗,经典的方法是通过踝关节跖屈位(即足背向下)的石膏固定,持续6~8周。这种固定的目的是将断裂的跟腱断端靠在一起,以促进其自然愈合。虽然这种方法对许多人有效,但值得注意的是,采取保守治疗后跟腱再次断裂的发生率是手术治疗的两倍。此外,长时间的固定还会导致小腿肌肉萎缩和踝关节僵硬,这无疑给后续的康复锻炼带来了更大的挑战。

77 急性跟腱断裂手术治疗有什么好处?

手术治疗急性跟腱断裂后的再次断裂发生率仅为3.5%左右,这明显低于采用石膏固定的保守治疗。手术治疗后,肌肉力量的恢复也更为理想。对于年轻人或热爱运动的患者,目前主流观点倾向于尽早进行手术治疗,以实现快速康复和提高生活质量。然而,手术本身也存在一定的风险和并发症,如伤口感染和皮肤坏死,因此患者需要慎重选择。

对于开放性跟腱损伤,原则上应尽早进行清创和跟腱修复。如果皮肤缝合存在张力,不应勉强在张力下直接缝合,因为这可能导致皮肤坏死,进而使跟腱暴露。在这种情况下,可采用皮瓣转移来覆盖跟腱。

对于陈旧性跟腱完全断裂,应选择手术治疗。由于小腿三头肌处于松弛位,可能发生挛缩,导致直接缝合跟腱变得困难。因此,一般都需要采用成形术来修复跟腱。

78 急性跟腱断裂有微创手术吗?

急性跟腱断裂的微创手术目前已经非常成熟,手术创伤小,软组织并发症低,患者恢复期短,术后 2~3 周便可在跟腱靴的保护下负重行走,符合快速康复的理念,是目前治疗急性跟腱断裂的主流方法。

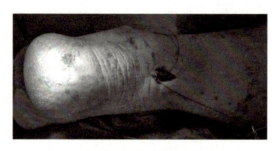

跟腱断端 1.5 厘米纵行小切口

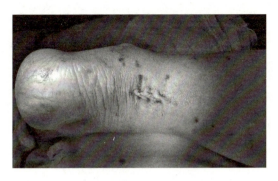

急性跟腱断裂术伤口缝合后

79 什么是陈旧性跟腱断裂?

跟腱断裂后如果超过3周没有被发现或得到有效治疗,就可以被称为"陈旧性跟腱断裂"。患者通常会表现出行走无力、跛行、脚踝酸胀以及无法踮脚等症状,这些症状会严重影响患者的日常生活、工作和运动。

80 陈旧性跟腱断裂必须手术吗?

错过了最佳治疗期的陈旧性跟腱断裂,跟腱断端几乎无法重新连接,同时断端两侧的腱性组织和肌肉会迅速退变、萎缩并被吸收,导致残余组织质地变差。虽然手术难度大大增加,但手术通常是解决问题的唯一选择。然而,由于小腿三头肌处于松弛位而可能发生挛缩,很难直接缝合跟腱,因此一般均需采用成形术来修复跟腱。

81 急性跟腱断裂手术后为什么还要打石膏?

在国外,确实有跟腱修复术后直接穿步行靴的做法,但目前在国内,打石膏保护 3 周仍然是主流方法。这样做既能够强制性地保护伤口,也是为了确保手术效果更好,同时也更加安全。

82 急性跟腱断裂术后拆石膏后为什么还要穿跟腱靴?

急性跟腱断裂手术后 3~8 周,一旦伤口愈合良好,就可以拆线并拆除石膏,但同时需要穿上跟腱靴,并在拐杖的辅助下逐渐进行负重行走。从第 4 周开始,每周可以逐渐抽掉一片足跟垫。如果在训练过程中出现手术部位的疼痛、肿胀,应立即停止训练并休息。这样的安排有助于患者逐步康复,并减少不必要的风险。

83 急性跟腱断裂术后8周,可以不穿跟腱靴了吗?

这需要主刀医生或康复理疗师作出专业的判断。当然,跟腱靴可以停止使用,但训练不能中断,可以改为在护具保护下进行康复训练。如果前8周恢复得比较好,穿普通运动鞋也是可以的。

84 急性跟腱断裂术后康复的背伸和牵拉如何练习?

勾起脚背再放松(即脚背向上翘),背伸的范围大约在0~10度之间。一定要缓慢进行,循序渐进,不要急于求成。同时,也可以借助毛巾来进行足背的牵拉训练,以增加小腿肌肉(特别是腓肠肌)的力量。在牵拉时,一开始的幅度不宜过大,以免受伤。

85 急性跟腱断裂术后怎样进行康复练习？

方法一：人坐在椅子上，脚跟抬起，脚尖踩地做踮脚的动作。接着可以慢慢升级为站立位做提踵（抬起脚跟）练习。注意，此时一定要在保护下进行（扶墙或椅子），同样也要循序渐进，不能操之过急。

方法二：双脚前后站立，受伤的脚在后方，可以扶墙或椅子。患侧的膝关节绷直，牵拉中会感觉跟腱有些酸胀。

方法三：站在台阶的边缘，前脚掌踩在台阶上，脚后跟悬空，慢慢地往下压脚后跟。注意一定要在有保护的环境下做这种训练。

方法四：单脚（受伤的脚）站立，伸手向前触摸，可以在身前放置椅子、桌子或是想象自己去摸身前的东西。

第八篇
足踝部损伤后的康复

86 脚踝外伤后如何选择拐杖?

拐杖是脚踝外伤后必不可少的辅助工具,无论患者是选择保守治疗(如石膏或支具固定)还是进行内固定手术。在选择新的拐杖后,首先要调节拐杖的长度以匹配自己的身高。具体的调节方法是:当站立时,拐杖的上缘距离腋下应该留有2～3指的宽度,这样可以避免腋下直接与拐杖接触造成不适。同时,确保手柄与手垂直状态下保持平行。在使用拐杖时,应该用手臂和手腕的力量来支撑身体,而不是依赖腋下来承重。

87 如何借助拐杖进行各种活动？

拄拐行走时，身体稍微向前倾，同时向前移动拐杖。此时，依靠手部力量将身体的重量向前转移。重要的是，在拐杖撑稳地面之后，再移动身体。每一步都应尽量保持稳定，宁愿步幅小一些也要确保安全。

上楼梯时，一只手抓住扶手，另一只手拿着双拐（如有同伴，可请其帮忙拿住一根拐杖并站在身后保护）。上楼梯的顺序为：先放拐杖，然后是健侧脚，最后是患侧脚。

下楼梯时，同样一只手抓住扶手（如有同伴，请其站在身前保护）。下楼梯的顺序为：先放拐杖，然后是患侧脚，最后是健侧脚。

如果上下楼梯时没有扶手，请使用两根拐杖同时支撑，务必保持平衡，不要心急。

拄拐落座时，身体靠近座位，保持重心在健侧脚上。将两根拐杖都放在健侧脚边，然后慢慢弯曲健侧膝盖下蹲，直到坐下后再将拐杖放在一旁。

起身时，先将两根拐杖放在患侧脚边，然后依靠拐杖的支撑慢慢起身。

88 什么是脚踝部的本体感觉？

脚踝部的本体感觉是指感觉自身足踝位置和运动的感觉，能让我们准确知道自己的脚踝在哪里或者在向什么方向移动。人的本体感觉极为重要，人的生存需要活动，但前提就是要知道自身肢体的位置在哪里，不然大脑就控制不了身体。

89 为什么脚踝扭伤需要进行本体感觉训练？

严重的脚踝扭伤会损坏足踝部的本体感觉器，如果恢复不良，可能导致患者平衡能力下降、协调性变差、肌张力减弱、踝关节不稳定，影响精细动作的完成，甚至影响视觉目标的对准。此外，还可能伴随各种疼痛，引发焦虑情绪。

90 脚踝扭伤后如何进行本体感觉训练中的闭眼站立训练？

在双腿不能负重的早期阶段，可以在拐杖或支具的保护下进行双脚闭眼站立练习。每次练习尽量保持更长时间的不晃动，建议每天进行20分钟，但需注意避免肿胀或疼痛。当闭眼站立变得容易时，可以在保护下进行单脚站立训练，保持上身稳定不晃动，同时膝关节需完全伸直。为了增加难度，可以尝试在软垫上单脚站立，同样保持膝关节不弯曲，每次尽量保持更长时间的不晃动，每天进行20分钟，但同样需注意避免肿胀或疼痛。这些练习可以在任何时间、任何地点进行。另外，还可以进行单脚站立并缓慢踮脚的练习，即健康的脚弯曲不落地，仅靠受伤的脚站立，缓慢地踮起脚尖再慢慢放下。每组做5次踮脚，休息后再进行下一组，同样需避免肿胀或疼痛。刚开始练习时，请务必注意保护，可以扶墙、扶椅或扶桌以确保安全。

第九篇
踝关节慢性外侧不稳定

91 踝关节扭伤半年多了，为什么走路还是不舒服？

急性踝关节扭伤的人群中有 20%～30% 可能 3 个月以上仍然没有好转，这主要有两种可能的原因：一种原因是当时踝关节的外侧韧带损伤严重；另一种可能是外伤时踝关节韧带只是轻度撕裂，但在急性期没有得到正规治疗，或者没有进行积极的康复锻炼。虽然休养一段时间后能够行走，但韧带本身并没有得到很好的愈合。

92 什么是踝关节"慢性外侧不稳定"？

如果患者踝关节扭伤后长期出现长距离行走或一般运动后

踝关节反复疼痛、肿胀，下楼时感觉难以控制脚踝，经常崴脚或打软腿等症状，这通常被称为踝关节"慢性外侧不稳定"。一旦出现这些症状，患者应尽快前往正规医院就诊。

93 踝关节慢性外侧不稳定还可以保守治疗吗？

踝关节慢性外侧不稳定是由于踝关节扭伤后韧带长期不愈合或松弛所引发的慢性疾病。尽管存在这种不稳定状态，但患者仍可以尝试进行保守治疗，以缓解症状和改善功能。例如，可以选择购买适合自己的踝关节护具来提供额外的支撑和保护，同时进行积极的功能锻炼，以增强踝关节周围的肌肉力量，改善韧带受损后带来的功能缺失。

94 踝关节慢性外侧不稳定怎么进行康复锻炼？

踝关节慢性外侧不稳定的康复锻炼方法丰富多样，其中有两个简单而有效的动作患者可以尝试。第一个动作是"脚后跟踩地外翻"，即保持脚后跟踩在地面上，然后让脚背尽量向外侧运动，以增强踝关节的外翻力量。第二个动作是"脚后跟踩地勾脚外翻",同样是脚后跟踩地,然后勾起脚背并向外侧扭转,这个动作能进一步锻炼踝关节的肌力和稳定性。这些动作可以在家中或工作休息间隙坐在椅子上轻松完成,目的是通过锻炼踝关节外翻的肌力,来代偿部分缺失的外侧韧带功能,从而增加踝关节的整体稳定性。

95 踝关节慢性外侧不稳定康复锻炼后还是不行,怎么办?

如果出现这种情况,且患者年龄较轻或对运动有一定要求,那么手术治疗通常是一个更好的选择。否则,这种不稳定状态不仅会限制患者的运动能力,导致反复崴脚(即习惯性崴脚),还会显著增加踝关节骨软骨损伤和踝关节骨性关节炎的风险。

96 踝关节韧带损伤有轻重程度之分吗?

踝关节的韧带损伤绝大多数发生在外侧,而外侧又有三根韧带,其中距腓前韧带最容易受伤。其损伤分为三个等级:

1度损伤是韧带的拉伤,没有撕裂;

2度损伤是韧带的部分撕裂;

3度损伤是韧带的完全断裂。

97 踝关节韧带撕裂后有几种手术方法?

通常,需要进行踝关节韧带撕裂手术的患者都是经过保守治疗无效,且距急性损伤已有较长时间者。如果断裂的韧带残端还存在,医生可能会选择进行韧带的修补术。然而,如果撕裂的韧带残端已经完全萎缩吸收,那么就需要进行韧带的重建手术。

98 踝关节韧带损伤的手术治疗可以微创吗?

当然可以。目前,踝关节韧带手术,无论是修复手术还是重建手术,都可以在踝关节镜下完成。这是一种微创技术,具有创伤小、恢复快的优势,符合快速康复的理念,已成为当前的主流治疗方法。

修补踝关节韧带为什么还需要锚钉?

踝关节外侧韧带的撕裂,绝大多数情况下是从骨头的止点上直接撕脱下来的,导致撕裂的一侧残存的韧带结构极少,甚至完全没有。在这种情况下,由于韧带断端无法直接缝合修补,必须采用锚钉技术将韧带强行拉回到骨面上进行固定,以实现韧带的修复。

 踝关节韧带手术为什么需要人工韧带或肌腱?

通常,需要进行踝关节韧带撕裂手术的患者,都是经过保守治疗无效,且距离急性损伤已有较长时间者。如果撕裂的韧带残端已经完全萎缩吸收,没有可用于修补的韧带组织,那么此时就需要进行韧带的重建手术。而重建手术所使用的材料,包括人工韧带或肌腱。

101 踝关节韧带手术后需要康复锻炼吗？

踝关节外侧韧带修补或重建手术后的康复锻炼至关重要。即便手术再成功，也仅仅是完成了70%的工作，余下的30%则需要患者在专业足踝康复理疗师的指导下进行积极的术后康复训练。其中，本体感觉训练尤为关键，可以进行闭眼站立训练、单脚站立训练以及踮脚训练等。这些方法与急性韧带损伤后的康复锻炼相同。

第十篇
足跟部软组织肿瘤

102 脚底心摸到条索状的硬块,有点痛,要紧吗?

这是跖筋膜纤维瘤病,是以纤维结缔组织增生为特点的慢性、无菌性炎症性良性疾病。以足底筋膜处形成结节为主要临床表现,无痛,无纤维挛缩表现,起病隐匿,呈慢性经过,多见于中年以上的患者。

103 跖筋膜纤维瘤病需要手术吗?

跖筋膜纤维瘤病的真正病因仍不清楚。一般认为与遗传及外伤有关,这是一种慢性、无菌性炎症性良性疾病,通常不需要手术治疗。然而,如果病灶数量增多,出现疼痛,并且对日常生活造成显著影响,则建议进行手术切除。但请注意,如切除不彻底,疾病容易复发。即使切除干净,仍存在一定的复发可能性。

104 脚背上摸到一个肿块,忽大忽小,忽软忽硬,要紧吗?

这很可能是足背的腱鞘囊肿,这是一种发生在足部腱鞘内的良性囊性肿物,其内部包含无色透明或橙色、淡黄色的浓稠黏液。腱鞘囊肿多发于腕背和足背部,女性患者较为常见。

105 足背腱鞘囊肿必须手术吗?

足背腱鞘囊肿是一种良性囊性肿物。如果肿块较小,且不影响正常穿鞋和日常生活,通常可以不必手术,只需门诊随访观察即可。然而,若肿块逐渐增大,出现疼痛或局部酸胀不适感,且影响穿鞋和足趾关节活动时,则建议进行手术切除。尽管该肿块是良性的,但仍存在一定的复发风险,因此患者在术前应对此有所了解。

第十一篇
青少年平足症

 106 如何判断孩子是不是扁平足?

"足印法"是青少年自测扁平足的方法之一。首先,光脚蘸水或颜料,然后在干燥的纸面或地面上踩上一脚,留下足印。接下来,观察足印的饱满程度。如果足弓较好,中间会出现缺损;缺损较小,则说明存在轻度扁平足;若无缺损区,则可能是重度扁平足。如果需要进一步明确诊断,建议寻求专业的足踝外科医生的帮助。

 107 孩子脚印宽,脚后跟外撇,是怎么回事?

孩子脚印较宽、脚后跟外撇的常见原因是青少年扁平足,俗称"平脚板"。扁平足主要是由于足部正常的内侧纵弓变浅或消失所导致的,同时可能伴有足跟外翻、距下关节轻度半脱位等其他足部结构畸形。在青少年中,扁平足通常是柔性的,这意味着在非负重状态下,他们的足弓看起来是正常的,但在负重时,足弓会消失。

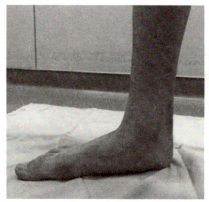
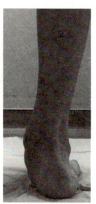

扁平足

108 孩子足弓不好要不要处理?

青少年得了扁平足不必过于紧张。首先,婴幼儿出生时足部都是扁平的,直到 7~10 岁足弓才完全发育成熟。在孩子 1~3 岁时,如果没有明显的不适症状,一般不需要过多干预,只需注意观察随访即可。到了 3~9 岁,如果孩子没有出现其他不适症状,同样不需要特殊处理。但如果孩子在行走或运动后出现足部酸痛、容易疲劳等不适症状,建议佩戴定制的矫形支具(如矫形鞋垫或矫形鞋),以缓解孩子的不适。然而,关于这些矫形支具是否能永久矫正足部畸形,目前还存在争议。同样的处理方法也适用于 10~14 岁的孩子。

109 青少年扁平足什么情况下需要手术干预?

对于 10~14 岁的扁平足孩子,如果反复出现行走或运动后足部酸痛、容易疲劳等不适症状,并且在佩戴定制的矫形支具后症状仍然无法缓解,甚至有逐渐加重的趋势,那么可以考虑进行手术治疗。

110 扁平足手术有微创的吗?

的确有微创技术治疗青少年扁平足的方法,但并不是所有的扁平足畸形都能通过微创手术解决。目前应用比较成熟的微创手术是"距下制动器"技术,通过不到 1 厘米的小切口进行操作,术后2～3天在支具保护下就能下地负重行走。但这种技术主要还是适用于青少年的柔性扁平足,对于同时伴有跟腱紧张的患者,有时还需要进行腓肠肌筋膜滑移松解等辅助手术,以提高整个治疗的效果。

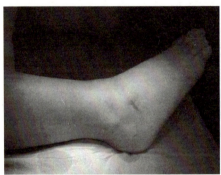
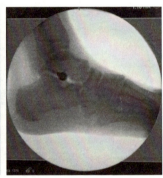

扁平足手术

第十二篇
马蹄内翻高弓足

为什么孩子不能"脚踏实地"？

很可能很不幸，您的孩子患有先天性的马蹄内翻足，这是一种常见的先天性足部畸形。这种畸形是由于足的内在肌和外在肌肌力不平衡所导致的，它通常包括足下垂（马蹄足）、内翻和内收三个主要特征。男性患者相对较多，且可能单侧发病，也可能双侧同时发病。不过，关于这种畸形的基础病理和发病机制，目前尚未完全明确。

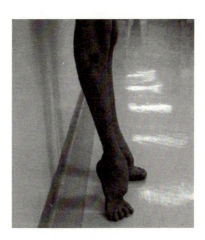

先天性马蹄内翻足

112 先天性马蹄内翻足怎样保守治疗？

早发现、早治疗对于先天性足部畸形非常重要。一般来说，患者出生后 7~10 天就可以开始采用手法和石膏矫正治疗。这个过程要求每周进行一次手法矫正，并随之更换石膏，通常需要持续 5~6 次治疗。这种方法的治愈率可以达到 90% 以上。然而，如果患者的跟腱挛缩情况严重，那么在最后一次石膏矫正治疗后，可能需要进一步行经皮跟腱切断术，并进行为期 3 周的石膏固定。

113 先天性马蹄内翻足保守治疗成功后会复发吗？

先天性马蹄内翻足畸形保守治疗成功后容易复发，因此应该定期随访至患儿骨骼成熟（约 14 岁以后）。切记，不论采用何种治疗方法，关键在于坚持，切勿擅自停止治疗。如果坚持治疗，通常能取得较好的疗效，使患者能够像正常人一样生活、学习和工作。否则，治疗可能会前功尽弃，最终只能通过手术方法解决。

114 先天性马蹄内翻足需要手术治疗吗？

如果先天性马蹄内翻足的保守治疗失败，或者因为发现较晚而错过了保守治疗的最佳时机，导致患者无法正常穿鞋、站立和行走，对日常生活、学习和工作造成极大影响，那么手术治疗将成为患者的唯一选择。手术方法包括肌腱的松解、延长、转位，以及各个部位的截骨矫形、单关节或多关节融合、外固定支架牵伸等多种方式。这些手术方法既可以单独施行，也可以联合进行，最终决策需由经验丰富的足踝外科医生根据患者的具体情况作出。同时，医生也需要与患者及其家属进行充分的术前沟通，因为有时他们的期望值可能过高而不切实际。需要明确的是，手术的最佳结果只是改善病情，而无法完全恢复正常，这常常是患者及其家属需要认知的误区。

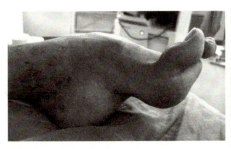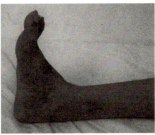

先天性马蹄内翻足手术前后

第十三篇
足踝部的封闭治疗

115 脚后跟痛,需要打封闭针,什么是"封闭针"?

"封闭针"即封闭疗法,是一种通过注射不同剂量和浓度的局部麻醉药和类固醇(激素)到局部组织内,以治疗特定疼痛的方法。在这种疗法中,麻醉剂主要起到缓解注射区域疼痛的作用,而类固醇则能够减轻注射区域组织的肿胀、消除炎症,从而改善患者的生活质量。封闭疗法通常在医生的建议下,针对特定的疼痛情况进行使用。

116 足踝部的封闭疗法有什么好处?

足踝部的封闭疗法具有两个显著优点。首先,它可以起到诊断和鉴别诊断的作用,特别是在疼痛来源尚不明确的情况下。通过局部封闭,可以先控制疼痛,为患者争取足够的时间来确诊疼痛的确切来源。其次,封闭疗法具有治疗效果,能有效减少肿胀、消除炎症,从而达到镇痛的效果,暂时改善患者的生活质量,并为进一步治疗创造一定的空间和时间。

117 足踝部疼痛打封闭针效果好吗?

足踝部的局部封闭治疗对于缓解疼痛、改善炎症以及提高生活质量确实具有一定的疗效。然而,值得注意的是,足踝部的保守治疗应遵循循序渐进的梯度模式。建议先尝试最基本的非甾体抗炎药治疗、康复训练以及物理治疗等方法。如果这些方法效果不佳,再考虑采用局部封闭治疗。

118 足踝部的封闭治疗有没有风险?

足踝部的封闭治疗当然会存在一定风险,例如可能导致骨软骨破坏进一步恶化、注射区域肌腱变脆容易断裂、注射区域骨坏死,以及注射部位局部皮肤出现色素沉着、脂肪萎缩、瘢痕增生等情况。

119 足踝部的封闭治疗有没有副作用?

足踝部的封闭治疗除了存在风险外,还可能伴随一些副作用,如潮热、恶心、轻微腹痛以及血糖的暂时升高。因此,如果患者有糖尿病史,在接受注射前务必告知医护人员。同时,注射后,建议患者晚上额外检测一次血糖水平。

120 足踝部的封闭治疗可以反复进行吗?

全身任何部位,包括足踝部,反复进行封闭治疗的风险是相当严重的。这可能导致注射部位局部软组织感染、肌腱的变性甚至断裂。尽管注射后短期内治疗效果显著,但医生仍强烈建议足踝部的局部封闭治疗(包括麻醉剂注射及类固醇注射)每年不应超过3~4次。